1976

PROJET D'HOPITAL

POUR 1500 MALADES.

PAR H. ROHAULT,

ARCHITECTE, ANCIEN ÉLÈVE DE L'ÉCOLE POLYTECHNIQUE, ET PENSIONNAIRE DE L'ACADÉMIE DE FRANCE A ROME.

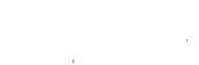

A PARIS,

CHEZ { FIRMIN DIDOT, Libraire, rue de Thionville, n° 10;
MAGIMEL, Libraire pour l'Art Militaire, rue de Thionville, n° 9.

1810.

PROJET D'HOPITAL.

Depuis vingt-cinq ans on a publié un grand nombre de Mémoires sur les secours que la société doit aux indigens malades. Quelques auteurs ont prétendu qu'il falloit supprimer tous les grands hôpitaux, et les remplacer par de plus petits dont la construction et l'entretien seroient bien moins coûteux; mais la discussion qui s'est élevée à ce sujet n'a que mieux établi la nécessité de ces grandes maisons ouvertes en tout temps aux malades sans domicile, ou qui n'ont pas le moyen de se faire soigner chez eux. D'ailleurs les abus inséparables de toute institution ancienne, et qui motivoient en grande partie l'opinion des partisans des petits hôpitaux, disparoissent tous les jours devant une administration éclairée, ferme, constamment occupée du bien des pauvres, et composée de citoyens également recommandables par leurs vertus, leur désintéressement et le rang qu'ils tiennent dans la société. Aussi le Gouvernement, loin de détruire les hôpitaux, fait réparer ceux qui existent, et l'on s'occupe toujours de projets pour remplacer l'Hôtel-Dieu.

Je ne répéterai donc pas tout ce que l'on a déjà dit sur la nécessité de faire des infirmeries isolées et partielles; de coucher chaque malade seul dans un lit; de détruire l'Hôtel-Dieu, dans lequel il est presqu'impossible de donner aux malades les moyens d'une prompte guérison, etc.; tout cela a été démontré: je m'occuperai seulement ici de la partie qui se rapporte à mes études, je veux dire du *plan* d'un hôpital qui puisse remplacer l'Hôtel-Dieu, et qui soit disposé d'après les principes établis par l'Académie des Sciences.

Presque tous les Mémoires dont j'ai déjà parlé sont accompagnés de plans; mais un problême peut se résoudre de plusieurs manières. J'ai donc étudié ce que l'on a publié sur la salubrité et le régime intérieur des hôpitaux, et profitant de ce que j'avois pu recueillir dans ceux que j'ai visités en France et en Italie, j'ai composé le Projet que je me suis décidé à mettre au jour. Je ne me suis pas dissimulé qu'il étoit dangereux d'entrer dans une carrière où des gens de mérite se sont déjà distingués; mais j'ai cru que, dans une discussion aussi intéressante, tout le monde étoit appelé à donner ses idées, et qu'on me sauroit quelque gré de m'être occupé d'un projet d'utilité publique, qui n'offre à un artiste que des difficultés à vaincre. Loin de chercher à briller par des décorations superflues, je les ai évitées avec soin. Je n'oublierai jamais que l'excellent maître (1) de qui j'ai reçu les premières leçons d'architecture, quand j'étois élève de l'Ecole Polytechnique, nous répétoit sans cesse, *que la source de la beauté en Architecture, étoit l'économie jointe aux convenances*. On peut mettre également de l'économie dans la construction d'un Palais et dans celle d'un Hôpital : mais pour le premier, les convenances demandent de la magnificence; et pour le second, elles exigent qu'en logeant les malades de la manière la plus saine et la plus commode pour le service, on dépense le moins possible. Je ne me suis donc attaché qu'à la disposition et à la construction; elles seules ont fait toute ma décoration, et je ne crois pas que dans tout le Projet, excepté dans la chapelle, on puisse apercevoir un motif de décoration qui ne soit commandé par les besoins du service, ou par la nature de la construction; mais j'ai cru que, dans un Hôpital même, l'église devoit être distinguée par un peu de magnificence.

J'ai composé mon Projet sans avoir en vue un terrain parti-

(1) M. Durand.

culier, parce qu'il ne s'agiroit plus, dans le cas où l'on en donneroit un, que de faire plier quelques détails à ce qu'exigeroient ses irrégularités, et que peut-être des motifs d'administration empêcheroient de choisir celui que j'aurois désigné : cependant après avoir montré comment je disposerois le Plan général, si rien ne me génoit, j'en ai fait l'application à deux terrains vacans dans Paris, dont l'un ne force à changer que quelques détails, et l'autre réduit l'Hôpital à moitié.

Avant d'entrer dans l'explication de mon Plan, je rapporterois ici le Programme de l'Académie des Sciences (1), et celui que s'est proposé M. Tenon, l'un des commissaires nommés par l'Académie pour l'examen des projets d'Hôtel-Dieu, et à qui l'Académie renvoie pour les détails (2), si ces deux Ouvrages n'étoient pas dans la Bibliothèque de tous ceux qui se sont occupés des Hôpitaux.

---

(1) Extrait des registres de l'Académie Royale des Sciences, du 22 novembre 1786. Rapport des commissaires chargés par l'Académie de l'examen du projet d'un nouvel Hôtel-Dieu. *A Paris, de l'imprimerie royale;* 1786. Voyez page 109.

(2) Mémoire sur les Hôpitaux de Paris, par M. Tenon. *A Paris, de l'imprimerie de Ph. D. Pierres; chez Royer, libraire, quai des Augustins;* 1788. Voyez page 359.

EXPLICATION DES PLANCHES.

PLANCHE PREMIERE.

PLAN DU REZ-DE-CHAUSSÉE.

A. Corps de Bâtiment destiné à la réception des malades. Les combles sont cachés par le mur de face, qui est au niveau de la terrasse qui couvre la galerie intérieure.

1. Vestibule fermé par deux grilles.
2. Logement du portier.
3. Chambre de garde des portiers.
4. Antichambre du bureau de reception.
5. Bureau de réception. Toutes les admissions se faisant au Bureau central des hospices, il n'y a plus de visites à faire dans chaque Hôpital; il ne faut qu'un bureau où l'on enregistre les billets d'admission et les effets que chaque malade apporte. Il est divisé en deux parties, de manière que les hommes sont reçus d'un côté, et les femmes de l'autre.
6. Logement d'un commis de garde.
7. Antichambre des salles de traitement externe et de consultation.
8. Deux salles pour le traitement externe et les consultations.
9. Antichambre des médecins et chirurgiens.
10. Chambre du chirurgien de garde.
11. Antichambres des vestiaires. En sortant du bureau de réception, les hommes passent du côté de l'hôpital qui leur est destiné, les femmes de l'autre, pour se rendre aux vestiaires par la galerie de communication.
12. Vestiaires. Salles où l'on déshabille les malades, où on les peigne et les lave.

13. Dépôts provisoires des habits des malades, à mesure qu'on les leur ôte. Tous les soirs ces dépôts se vident, et les hardes sont portées dans le dépôt général, qui est dans le bâtiment de la lingerie.

14. Dépôts journaliers des habits et linges à donner aux malades.

15. Logemens des gardes vestiaires.

16. Latrines.

B. Cour des officiers de santé, dont on pourroit faire un petit jardin de plantes médicinales.

17. Magasins. Au dessus, logemens du médecin et du chirurgien en chef.

18. Chambres des élèves, au rez-de-chaussée. Le premier étage est occupé par les médecin et chirurgien en second, le pharmacien en chef, et les premiers élèves. Il seroit possible de donner moins de logemens, mais il m'a semblé que les malades retireroient un grand avantage d'avoir toujours à proximité les officiers de santé de tout grade.

C. Cour de l'administration, des ateliers, remises et écuries.

19. Bureaux de l'administration et magasin. Au dessus, logement de l'agent de surveillance et de l'économe.

20. Corps-de-garde, qui n'a aucune communication avec l'intérieur de l'hôpital.

21. Ateliers.

22. Remises.

23. Ecuries, avec une sellerie et lits de charretiers.

24. Hangars des pompes à incendie.

25. Hangars. Au dessus des numéros 21, 22, 23, 24, sont les dortoirs des serviteurs qui ne sont pas attachés directement au service des malades.

D. Avant-cour.

E. Cours, avec des fontaines jaillissantes dans le milieu.

F. Infirmeries, dont le détail fait le sujet de la troisième planche. Elles sont placées parallèlement, et séparées par un promenoir. Une simple galerie sert de communication, à couvert, au rez-de-chaussée; à découvert, au premier étage. Un des côtés de l'Hôpital est destiné aux hommes, l'autre aux femmes : cette disposition permet de classer toute espèce de maladies, même les contagieuses, sans craindre qu'elles puissent se communiquer au reste de l'Hôpital, puisque chaque infirmerie est un petit Hôpital qui a son promenoir, ses offices, et qu'aucun passage ne permet aux malades de l'une d'aller dans l'autre.

Au rez-de-chaussée, élevé d'un mètre (*trois pieds*) au dessus du sol des cours, on placeroit les convalescens; et, comme il y a moins de convalescens que de malades, on pourroit consacrer quelques salles du rez-de-chaussée à ceux de ces derniers dont les émanations seroient moins dangereuses. Les maladies chirurgicales seroient classées dans les salles les plus éloignées de l'entrée et des départemens bruyans, tels que ceux des ateliers. Je destine aux blessés le premier étage de la dernière parallèle, et le rez-de-chaussée aux opérés, et dans le cas où celle-ci seroit trop grande, parce qu'il y a plus de blessés que d'opérés, on en prendroit une partie pour les premiers, en faisant une séparation qui n'empêcheroit pas l'air de circuler, mais qui distingueroit les deux classes. Ainsi, un homme qu'on porteroit à la salle des opérations ne rentreroit pas dans son lit, mais seroit placé loin de celui qu'il occupoit avant. Cette précaution me sembleroit fort sage, pour éviter aux voisins d'un blessé la connoissance des suites d'une opération, souvent dangereuse, à laquelle ils sont exposés eux-mêmes.

26. Salle de 60 lits, ou de 64 si l'on veut en mettre dans les angles, ce qui porte le nombre des malades à 1440 ou 1536. (*Voyez, pour le détail, la troisième planche.*)

27. Latrines. Si l'Hôpital est situé de manière à pouvoir conduire les immondices à la rivière ou dans des carrières, comme à Bicêtre, on fera deux grands égoûts qui, passant sous le milieu de chaque salle, recevront les tuyaux de descente des latrines, et seront continuellement lavés par les eaux des fontaines des promenoirs, qui sont placées au dessus; celles des grandes cours, des bains, et enfin par les eaux pluviales. Dans le cas où on ne pourroit pas conduire ces égoûts à la rivière, ni dans des carrières éloignées, et qu'on seroit obligé d'enlever les matières des latrines, on placeroit, sous chaque tuyau de descente, dans l'égoût même, un tonneau portatif, par le moyen d'une descente pratiquée dans le promenoir. Ce tonneau pourroit être enlevé facilement, et mis sur une voiture qui entreroit dans le promenoir par l'allée d'enceinte T, dont je parlerai plus bas. Ce service peut se faire régulièrement, et sans une grande dépense. Il y a 12 salles et 24 tuyaux de descente, il y auroit donc 24 tonneaux; et si l'on ne veut pas les laisser plus de huit jours, on en auroit trois à enlever chaque nuit: alors ils seroient petits, et peu d'hommes suffiroient à cette opération, qui remédieroit à un des grands inconvéniens de nos hôpitaux actuels. Cependant, l'égoût recevroit les urines, les eaux des fontaines, qui le laveroient continuellement, et auroit des ventouses prises dans l'épaisseur des murs des cabinets d'aisance, comme je l'expliquerai à la planche troisième; par ce moyen il ne donneroit aucune odeur, et on ne verroit pas les eaux couler dans les cours. Il y a déjà long-temps que M. Giraud, architecte, a fait un mémoire sur les fosses d'aisance mobiles.

G. Promenoirs.

28. Groupe d'arbres, dont la distance aux bâtimens est assez grande pour que les branches ne les touchent pas, et pour permettre au soleil de frapper les murs de ses rayons pendant une

grande partie de la journée au moins, et d'empêcher ainsi l'humidité qui résulte du défaut de circulation dans l'air, et de l'absence du soleil. Ces arbres cependant offriroient aux convalescens une ombre agréable, pendant la grande chaleur du jour, et assainiroient l'air autour des infirmeries. J'ai indiqué quelques plantations dans mon Projet; mon principal but a été de les faire servir à purifier l'air : c'est pour cela que j'en ai mis dans les promenoirs, l'allée d'enceinte T, et autour de la salle de dissection.

29. Fontaines placées au dessus de l'égoût.

H. Salle des opérations. L'avantage d'une salle des opérations paroît démontrée; j'ai placé celle-ci de manière que, sans être très-éloignée des salles des blessés, elle le soit assez pour que les cris des opérés n'aillent pas jusqu'à eux.

30. Entrée des malades. Les portes seront assez larges pour qu'on puisse y passer avec un lit. Ce lit sera donc disposé pour être porté facilement avec le malade, qu'on retire auparavant de celui qu'il occupoit dans la salle des blessés. Après l'opération, il retourne sur le même lit, qu'il ne quitte plus, dans la salle des opérés.

31. Entrée des élèves. J'ai fait ces deux entrées séparées, afin que le malade ne soit pas exposé à être foulé par les élèves.

32. Cabinet du chirurgien, où l'on prépare les appareils.

33. Salle des opérations. Elle est garnie de gradins circulaires, afin que les élèves puissent voir aisément l'opérateur. Ils en sont séparés par une balustrade en fer, qui les empêche de le gêner. Le parquet où se fait l'opération est assez grand pour contenir un lit, ou une table, le chirurgien et ses aides; il a 4 mètres 30 centimètres (environ 13 pieds) de diamètre; il est dallé, et on peut y conduire l'eau pour le laver facilement. Cette salle reçoit le jour de trois côtés, et par deux étages de croisées, de manière à le modérer à volonté.

I. Salles des morts et de dissection. Les Hôpitaux sont devenus d'excellentes écoles pour les élèves en médecine et en chirurgie; des professeurs habiles y donnent leurs leçons en soignant les malades, et, comme l'a très-bien observé l'auteur d'un des Mémoires dont j'ai déjà parlé, cela seul devroit faire conserver ces établissemens, quand d'autres motifs ne s'y joindroient pas. Nous avons déjà disposé une salle d'opérations pour qu'elle puisse servir à l'instruction des élèves; il faut les mettre à portée de profiter aussi des décès arrivés dans l'Hôpital, en leur donnant une salle de dissection : je l'ai placée à côté de celle des morts, à l'extrémité de l'Hôpital, et je l'ai entourée de peupliers.

34. Salle de dissection.

35. Salle des morts.

36. Cabinet du gardien.

L. Chapelle. Elle est précédée d'un vestibule qui est à la hauteur de la galerie de communication, afin de ne pas l'interrompre au premier étage; les hommes arrivent par le rez-de-chaussée, les femmes par le premier étage; elles occupent la grande tribune qui est au dessus du vestibule (*Voyez* la coupe pl. 2), et les tribunes latérales. A l'extrémité de la chapelle est la sacristie; comme c'est à peu près le centre de l'édifice, je l'ai voûtée pour placer au dessus un réservoir, qui se trouve à 3 mètres 30 centimètres (environ 10 pieds) au dessus des planchers du premier étage.

M. Cour des cuisines.

37. Cuisine. La cheminée est dans le milieu de la pièce; quatre tuyaux de cuivre, qui se réunissent à leur extrémité supérieure en un seul, portent la fumée au dehors. Ces tuyaux sont renfermés dans d'autres cylindres, également en cuivre, et remplis d'eau, que le contact des premiers tient toujours à une tempé-

rature élevée; des robinets, placés à l'extrémité inférieure des cylindres, versent l'eau à mesure des besoins; des corps flottans, placés au dessus, ferment les tuyaux qui apportent l'eau froide des réservoirs extérieurs. Lorsque l'on tire de l'eau par les robinets du bas, ces corps flottans baissent, et permettent à l'eau froide de remplacer l'eau chaude; ainsi les cylindres sont toujours pleins; des tuyaux les réunissent en haut et en bas.

Les chaudières sont placées entre ces quatre colonnes, ainsi que les fourneaux. On peut faire le rôti devant l'ouverture du foyer, y faire griller les viandes et les mettre au four avec un seul feu. Cette disposition, qui est celle de l'hôpital de Sainte Marie de Florence, me paroît réunir tous les avantages. On conçoit quelle économie de combustibles doit en résulter.

Je n'entre pas dans de plus grands détails sur cette cheminée, parce qu'on s'est tellement occupé de cheminées et fourneaux économiques, depuis qu'on sent la nécessité de moins prodiguer le bois, que tout le monde sait quels moyens on emploie pour parvenir à ce but.

38. Distribution des alimens.

39. Cabinet de la surveillante.

40. Lavoir.

41. Epluchoir des herbes.

42. Dépense.

43. Escalier qui mène dans un caveau où l'on conserve les bouillons, les viandes, etc.

Au dessus de la cuisine et de ses dépendances, sont les logemens des gens qui y sont attachés, et quelques magasins pour les légumes secs et autres articles qui craignent l'humidité.

44. Réfectoire des serviteurs.

45. Lavoir.

46. Magasin général des épiceries.

47. Panneterie.

48. Sommelerie, avec un escalier qui conduit dans les caves.

N. Cour de la pharmacie et des bains.

Les bains sont divisés exactement en deux parties; l'une destinée aux hommes, et l'autre aux femmes; chaque sexe y arrive par le côté qu'il occupe dans l'Hôpital.

49. Salles où sont les baignoires. Elles peuvent en contenir chacune dix-huit, ce qui permet de baigner par jour, et séparément, au moins 144 malades de chaque sexe.

50. Bains de vapeurs.

51. Douches.

52. Cabinets dans lesquels il y auroit deux lits pour les malades qu'on seroit obligé de coucher en les retirant de l'eau.

53. Séchoir. Cette pièce est destinée à faire chauffer le linge dont on se sert pour essuyer les malades sortant de la baignoire, tenir leurs hardes et linge chauds et secs, faire même sécher les linges dont on se seroit déjà servi, et qui, n'étant pas sales, ne seroient pas envoyés à la buanderie. Le fourneau des bains donne la chaleur nécessaire pour cet usage, sans faire de nouveaux feux; c'est pour cela que je l'ai placé à une extrémité du séchoir, parce qu'il s'allume en dehors, et qu'en donnant, par des bouches de chaleur, de l'air chaud, et n'en retirant pas pour sa consommation, on peut porter par ce moyen la température à un degré très-élevé. Ce fourneau sera en outre construit de manière à donner de la vapeur dans les cabinets destinés à cette sorte de bains, et chauffer par des conducteurs de chaleur le réservoir, placé au dessus du premier étage, pour les douches. Au dessus des bains, logemens de serviteurs.

Pharmacie.

54. Distribution des médicamens.
55. Apothicairerie.
56. Laboratoire.
57. Cabinet du pharmacien en chef qui, de là, surveille la distribution, le laboratoire et l'apothicairerie.
58. Lavoir.

Au dessus des salles de la pharmacie, les logemens des prêtres.

O. Cour de la lingerie.

59. Salle où l'on reçoit le linge sale arrivant des infirmeries et des offices, où on le trie et donne en compte à la surveillante de la buanderie.
60. Dépôt journalier de linge blanc, destiné à remplacer celui qu'on apporte sale.
61. Salle où l'on retire le linge sortant des étendoirs, après qu'il a été lavé, où on le plie et le trie pour porter le bon à la lingerie, et celui qui a besoin d'être raccommodé, à l'ouvroir.

Au dessus de ces trois pièces, est le dépôt des hardes et effets des malades, qui est confié aux lingères.

62. Ouvroir des lingères.
63. Dépôt des linges non ouvrés.
64. Cabinet de la surveillante, et dépôt des linges à raccommoder.

Au dessus de ces trois pièces, est la lingerie : elle est assez large pour mettre des armoires ou corps de tablettes dans le milieu, sur deux rangs, afin que le linge ne touche pas les murs, et qu'on puisse passer de chaque côté des tablettes; l'air y arriveroit par les fenêtres de côté, et les deux extrémités étant ouvertes, l'une par une croisée et l'autre par une porte, en face d'une autre croisée, on pourroit y établir un courant d'air continuel. Le dépôt des hardes est disposé de la même manière.

P. Cour de la buanderie ou étendoir.

65. Coulerie entre deux lavoirs.

66. Séchoir d'hiver, avec un poêle au milieu.

67. Cour des cendres et du bois pour la buanderie.

68. Fumigeoir. Petit pavillon, destiné à désinfecter les hardes des malades arrivans.

Q. Cour des religieuses.

69. Portière.

70. Parloir.

71. Passage au jardin.

Au dessus de ces trois derniers numéros, l'infirmerie des sœurs.

72. Réfectoire.

73. Office pour réchauffer les alimens.

74. Lavoir.

Au dessus de ces trois numéros, l'appartement de la supérieure, et magasins.

75. Cellules des religieuses. Il y en a douze au rez-de-chaussée, et douze au premier étage.

R. Jardin des religieuses, et de la pharmacie.

76. Logement du jardinier.

S. Cour aux couvertures.

77. Grand hangar pour battre les matelas et couvertures.

78. Ateliers des cardeurs.

T. Allée d'enceinte de 12 mètres (ou 37 pieds) de large, qui fait le tour des infirmeries, les éloigne des départemens les plus bruyans, et sert de communication entre eux tous, sans passer par les cours intérieures. Elle est plantée d'arbres.

V. Passages qui conduisent de l'allée d'enceinte aux cours intérieures de la cuisine et de la pharmacie. Ils sont également plantés d'arbres.

79. Réservoirs.

PLANCHE II.

Elévation générale du côté de l'entrée, et coupe sur toute la longueur, qui montre l'intérieur de la chapelle. Les colonnes portent la voûte, et aux deux tiers de leur hauteur, est une tribune pour les femmes malades ou les sœurs ; elle est au niveau de la galerie de communication, de sorte qu'on peut y entrer par plusieurs points, comme aussi dans le bas, ce qui permet de ne pas confondre les convalescens de différentes salles qui y viendroient. Je n'entre pas dans de plus grands détails sur cette planche, parce que je les donnerai à la troisième, où les objets sont représentés plus en grand.

PLANCHE III.

A. Plan d'une infirmerie, au rez-de-chaussée.

1. Galerie de communication entre les infirmeries et les divers départemens.

2. Vestibule de la salle des malades.

3. Salle de 60 lits à chaque étage. Je n'en ai pas mis dans les angles, cela seroit possible, et alors, au lieu de 60 lits, il y en auroit 64 ; mais ces angles peuvent servir à placer de grandes tables pour le service.

Les lits ont 1 mètre (3 pieds) de large ; ils sont séparés par une grande ruelle de 1 mètre 65 cent. (5 pieds), et une petite ruelle de 0,65 cent. (2 pieds.)

Les salles, au premier étage comme au rez-de-chaussée, ont

8 mètres de large (un peu plus de 24 pieds); celles du rez-de-chaussée ont 4 mètres 75 cent. (ou 15 pieds) de hauteur; celles du premier étage ont 5 mètres 30 cent. (ou 16 pieds 6 pouces). D'après ces dimensions et les espacemens des lits, on voit que chaque malade auroit, au rez-de-chaussée, 45 mètres cubes d'air à respirer (ou 6 toises); et au premier étage, 51 mètres (ou 6 toises trois quarts). Dans la grande ruelle, est une croisée qui est ouverte depuis le plancher inférieur jusqu'au plancher supérieur, et sert de porte pour passer sur le balcon dont je parlerai tout à l'heure.

Les lits sont éloignés du mur d'environ 0,33 cent. (ou 1 pied), afin que le malade n'en sente pas la fraîcheur, et qu'on puisse balayer entre deux sans le remuer. Je n'entrerai pas ici dans le détail d'un lit, parce que ce n'est pas un Mémoire sur le régime intérieur et l'administration des hôpitaux que j'ai voulu faire, mais un Plan. J'ai cru que je ne devois pas faire d'alcoves, même ouvertes sur le devant; indépendamment du terrain qu'elles font perdre, la surveillance et la propreté sont plus difficiles; l'air ne pouvant pas être renouvelé comme s'il n'y avoit aucun obstacle, y devient plus mal sain, surtout pour les fiévreux, et les maladies y sont plus longues et plus dangereuses. J'aurois pu indiquer des rideaux, comme il y en a dans plusieurs hôpitaux, mais ils sont toujours un obstacle au renouvellement de l'air. Les gens qu'on reçoit dans un hôpital sont presque tous habitués à un grand volume d'air; ils couchent souvent dans des chambres ouvertes, et même en plein air, et y passent toute la journée; cette habitude est devenue un besoin, et si, dans l'état de maladie, où la respiration est plus fréquente et plus difficile, on les enveloppe de rideaux, il est à craindre qu'ils n'en souffrent beaucoup. La lumière est encore, d'après quelques médecins, un moyen curatif; des gens habiles, qui ont été long-temps à la tête des hôpitaux civils et militaires, m'ont dit que bien rarement un malade, surtout un blessé, guérissoit dans les endroits obscurs d'une salle, tandis qu'il ne falloit souvent que le transporter près d'une croisée pour lui rendre ses forces; voilà pourquoi je n'ai mis que deux lits entre deux croisées, et que je n'ai pas indiqué de rideaux; mais comme c'est une question qui regarde spécialement la médecine, je la laisse discuter aux médecins, et si l'on décidoit contre ce que je viens de dire, il seroit facile de les ajouter. Peut-être d'ailleurs jugeroit-on que la décence, et certaines maladies, exigeroient qu'on pût cacher un malade, sans le priver d'air; il ne faudroit pour cela qu'un rideau qui joueroit sur une tringle, et envelopperoit le pied du lit et un côté seulement; chaque malade seroit ainsi enfermé par son rideau et celui de son voisin; il n'y auroit jamais de ciel de lit.

J'ai déjà dit que les baies de croisées seroient ouvertes depuis le bas jusqu'au haut de la salle, mais le châssis entier n'est pas mobile; je ne fais ouvrir que le cintre dans le haut, et dans le bas une porte de 2 mètres. Cette porte, qui donne sur le balcon, facilite le service des garde-robes et autres objets sales.

4. Ventilateurs. Colonnes creuses, qui portent au-dessus du toit les exhalaisons de la salle du rez-de-chaussée. Leur naissance est au niveau du plafond de la salle inférieure; elle est formée par un entonnoir renversé. Les poêles qui échauffent les salles du premier étage, et les tuyaux de la salle du rez-de-chaussée, sont adossés à ces ventilateurs, qui sont de cuivre; par ce moyen il se détermine, dans leur intérieur, un grand courant d'air, qui renouvelle celui des salles, lorsque le froid ne permet pas d'ouvrir les croisées. J'aurois pu placer les poêles contre les murs de face, avec leurs bouches en dehors sur le balcon; il en résulteroit une plus grande chaleur, et par conséquent économie

de combustible; mais il n'en est pas ici comme dans une maison ordinaire. Je regarde les poëles eux-mêmes comme des ventilateurs, portant au dehors, avec la fumée, l'air qu'ils aspirent de l'intérieur, et qui est remplacé par un air plus pur. On peut conduire celui-ci sous les poëles, et l'échauffer avant qu'il entre dans la salle; il en résulteroit une véritable économie qui ne détruit pas la salubrité.

5. Portes qui conduisent aux latrines. Entre les deux cloisons, qui empêchent les malades voisins de ces portes d'en être incommodés, on peut, si on le juge nécessaire, placer deux petits cabinets vitrés pour la surveillante. Cet espace a 3 mètres 58 centim. (ou 11 pieds); le cabinet ayant 2 mètres (ou 6 pieds), il restera de chaque côté 0,80 cent. (ou 2 pieds 6 pouces) ce qui suffit pour le passage. En donnant la même largeur au passage entre ce cabinet et la porte extérieure, le cabinet aura 1 mètre 48 cent. (ou 4 pieds 6 pouces) de profondeur.

6. Passage ouvert par les deux extrémités, qui est la continuation du balcon ou trottoir, et qui isole les latrines. Il seroit facile de le fermer, dans les grands froids, par deux portes battantes qui laisseroient un grand jour au dessus d'elles, mais empêcheroient cependant le courant d'air de frapper un malade.

7. Latrines. Le siége est dans le fond, sous une croisée; il est à quatre places séparées par des bras mobiles à charnières, pour que le malade puisse s'appuyer, et qu'en les relevant on nettoie plus facilement les cuvettes. Je crois que l'on pourroit adopter, pour les latrines des hôpitaux, une machine imitée de celle des commodités à la française, de M. Decœur, mécanicien; les matières baignant dans l'eau, jusqu'à ce qu'elles soient jetées dans la fosse, ne donneroient aucune odeur; la communication avec celle-ci étant interceptée par cette même eau, l'air qui y est contenu ne pourroit pas se répandre dans le cabinet, et de là

dans les salles. Dans quelques hôpitaux de Hollande, on ferme ainsi la communication avec la fosse par une cuvette pleine d'eau, dans laquelle plonge l'extrémité de celle du siége. Ces moyens peuvent s'employer avec avantage si l'on adopte les égoûts, mais ils ne seroient pas aussi bons si les localités forçoient à n'avoir que des fosses mobiles, en raison de la quantité d'eau qu'on est forcé d'y faire couler; dans ce cas même ils deviennent moins nécessaires, mais ils seroient praticables.

L'urinoir, qui est en face du siége, peut avoir un piston qui le ferme exactement, et qu'un infirmier vient ouvrir de temps en temps; les urines tombent dans l'égoût, et sont entraînées par les eaux des fontaines qui y coulent continuellement : deux conduits d'air prennent leur naissance sur la voûte de cet égoût, et finissent au dessus du toit, afin d'y porter les exhalaisons qui en sortent. Enfin, et pour ôter toute odeur qui viendroit des cabinets, je partage celui du rez-de-chaussée en deux, par une solive qui porte deux hottes pareilles à celles des cheminées de cuisine; ces hottes ou entonnoirs communiquent à deux tuyaux qui vont au dessus du toit. Au premier étage, le plancher supérieur est à jour, et les exhalaisons sortent par le tympan du pignon et les intervalles des tuiles; les planchers inférieurs sont dallés en pierres bien cimentées, et inclinées de manière à rejetter les ordures et les eaux dans la cuvette du siége; des robinets, placés en haut de la pente, donnent de l'eau pour laver ces planchers avec facilité.

8. Cabinet d'aisance des serviteurs. Le siége se videroit dans la cuvette de celui des malades : c'est dans ce cabinet que sont placés les deux conduits d'air qui viennent de l'égoût, et dont j'ai parlé plus haut.

9. Vidoir. Lieu où l'on vide et nettoye les garde-robes. On y arrive par le balcon.

10. Balcon au premier étage, et trottoir élevé de 1 mètre (3 pieds) au rez-de-chaussée; tous les deux abrités par la grande saillie du toit. J'ai cru que le service des garde-robes, l'enlèvement des linges très-sales, celui des morts, ne devoient pas se faire par l'intérieur des salles; c'est ce qui m'a déterminé à faire un passage extérieur, et des portes auprès de chaque malade. Dans les grands froids, si l'on craignoit d'ouvrir trop souvent ces portes, elles seroient fermées; mais ces grands froids durent peu, et pendant les trois quarts de l'année ce balcon contribueroit beaucoup à la propreté des salles.

11. Descente du trottoir dans le promenoir, afin que les convalescens qui y seroient ne soient pas obligés de rentrer dans la salle pour aller aux latrines. Cette descente n'a lieu que du côté du promenoir qui dépend de la salle, afin de ne pas établir de communication entre une salle et le promenoir d'une autre.

12. Office pour réchauffer les alimens.

13. Magasins du mobilier de chaque salle.

14. Chambre de la surveillante de l'infirmerie.

15. Porte du promenoir.

16. Escaliers qui conduisent au premier étage. Ces escaliers ont 2 mètres 60 centimètres (ou 8 pieds) de large, afin d'y passer commodément avec un brancard ou un lit. Les marches ont 0,35 centimètres (ou 13 pouces) de giron, et 0,115 millimètres (ou 4 pouces 3 lignes) de hauteur. Ces dimensions suffisent pour qu'un malade puisse monter et descendre facilement. Ces grands escaliers ne vont que jusqu'au premier étage; on monte au second, qui n'existe qu'au dessus des parties du pavillon non occupé par les malades, par deux plus petits escaliers de 1 mètre 46 centimètres (ou 4 pieds 6 pouces) de large, et dont la cage est prise dans la moitié des pièces qui sont au dessus des numéros 12 et 14. J'ai fait ce changement de cage afin de

profiter, au second étage, de tout l'espace au dessus des grands escaliers, qui occupent une surface six fois plus grande que celle des petits. Ce second étage sert d'étendoir pour les linges qu'on n'envoye pas à la buanderie, les couvertures et les matelas auxquels on veut faire prendre l'air; et enfin une partie est distribuée en chambres et dortoirs pour les infirmiers; par ce moyen il n'y a ni magasins ni logemens au dessus des malades, comme on peut le voir par les trois coupes que j'ai faites, et les infirmiers sont logés à peu de distance de ces derniers.

Il n'y a que le changement d'escalier qui fait la différence du rez-de-chaussée au premier étage; j'ai cru inutile de faire une planche pour cela seul.

B. Coupe sur la longueur d'une salle.

Pour éviter les caves qu'il auroit fallu faire sous chaque salle afin de les assainir, je les ai élevées sur un massif de trois pieds de hauteur, et composé de cailloux et gros sable. Sur ce massif je fais une aire en bon mortier de chaux et sable, et sur cette aire le carrelage ou dallage : ce dernier, infiniment préférable, n'a d'autre inconvénient que d'être cher. Quelques petits conduits d'air, entre des murs de briques, traverseroient le massif en différens sens, aboutissant toujours à l'extérieur, tantôt d'un côté tantôt de l'autre; les murs de face seroient isolés du même massif, par un de ces courans d'air qui empêcheroit l'humidité de les attaquer; ils seroient construits en pierre de taille dure, jusqu'à un pied au dessus du sol des salles du rez-de-chaussée.

a. Grand égoût qui sert à écouler les eaux pluviales, le trop plein des fontaines, et les matières venant des latrines, ou à placer les tonneaux.

b. Ventilateurs venant du rez-de-chaussée.

c. Ventilateurs du premier étage. Ce sont des ouvertures dans le plafond, qui se terminent sur le toit par une table de bois mobile sur des charnières. Cette table seroit recouverte par des feuilles de tôle étamée, qui est moins lourde et moins chère que le plomb. Par le moyen de ces tables et d'une corde passant sur une poulie, on ferme ces ouvertures à volonté.

Par économie, j'ai indiqué des planchers au dessus des salles. Cependant, des voûtes en briques, ou en poteries creuses, auroient le grand avantage d'être à l'abri du feu : mais de la manière dont le plan général est disposé, et avec les deux escaliers de chaque salle, il seroit peu à craindre. Au surplus, c'est un détail de construction qui ne change rien à mon plan.

C. Coupe sur a b, du plan.

D. Coupe sur c d, du plan.

Les petites lettres de ces deux figures renvoient à la même explication que pour la figure B.

E. Elévation d'une salle sur la cour.

J'ai cherché à mettre dans cette construction la plus grande économie, réunie à ce qu'exige la solidité, la salubrité et la commodité du service. La galerie a été faite pour le service; les grandes ouvertures, d'un plancher à l'autre (qui seroient trop hautes dans un édifice ordinaire), sont faites pour la salubrité, ainsi que l'isolement des salles et les plantations d'arbres. La solidité demandoit que le rez-de-chaussée, jusqu'à un pied au-dessus du carreau des salles, fût en pierre dure; que le surplus de cet étage, les angles des bâtimens, et les tableaux des croisées, fussent en pierre de taille; les croisées pouvoient être terminées par une plate-bande en bois, mais c'est une matière peu durable, surtout lorsqu'elle est recouverte de plâtre ou de mortier; grand inconvénient dans un édifice où l'on ne devroit jamais avoir de réparations à faire, si cela étoit possible. J'ai donc préféré cintrer les croisées, et j'ai fait un demi-cercle en brique. En raison de la grande quantité qui seroit employée, on pourroit les faire mouler en claveaux; ainsi les cintres coûteroient beaucoup moins étant construits de cette manière, que si on les faisoit en pierre de taille. Les remplissages, au dessus du rez-de-chaussée, sont en moellon et plâtre. Il est démontré que le plâtre, préservé de l'humidité, dure aussi long-temps que le mortier, et exige moins d'épaisseur de murs.

Toutes les voûtes des galeries sont faites également en briques et revêtues, sur l'extrados, d'une couche de ciment très-inclinée, pour que l'eau n'y puisse pas séjourner, et s'échappe par des canaux, ou petites gouttières en saillie, qu'on voit au dessus des piliers des arcades. Sur cette couche de ciment, pour empêcher que le soleil ne le fasse gercer, et qu'il ne soit fatigué par le passage continuel des serviteurs et des malades, j'élève de petits murs en briques, sur lesquels je place de grandes pierres plates, bien jointes et bien mastiquées, qui font un plancher incliné, et qui rejettent les eaux sur la couche de ciment, par une petite ouverture qui répond à la gouttière. J'espère qu'avec ces précautions, et quoique les terrasses ne soient pas solides dans nos climats, celles-ci dureroient fort long-temps sans avoir besoin de réparations.

Le second étage étant destiné à faire un séchoir et de petites chambres, j'ai dû multiplier les ouvertures; cela m'a conduit à donner aux trumeaux, qui devenoient fort minces, la forme d'un pilastre, sans ornement d'architecture; ces pilastres seroient en pierre de Conflans, qui permet de les faire d'un seul morceau; ils n'ont que 2 mètres 25 centimètres (ou 7 pieds) de hauteur; la frise et la corniche seroient également en pierre, ainsi que celle au dessus des croisées du premier étage. Peut-être trouvera-t-on que je n'ai pas donné aux élévations le caractère qui convient à un monument d'un genre aussi sévère; mais pourquoi seroit-il sévère? pourquoi ne pas chercher à égayer par des arbres, des fontaines, et par une architecture plutôt agréable que majestueuse, cet asile où la misère conduit des malades? Je conviens que si j'ai eu tort, c'est avec connoissance de cause; je voudrois que tous les hôpitaux eussent la gaîté d'une maison de campagne, les maladies y seroient moins longues. L'essentiel étoit de remplir les convenances; si j'ai pu y parvenir j'ai atteint mon but.

DE L'EMPLACEMENT D'UN HOPITAL

DESTINÉ A REMPLACER UNE PARTIE DE L'HÔTEL-DIEU.

PLANCHE IV.

L'Hôtel-Dieu doit en partie son accroissement disproportionné, à l'étendue des terrains qu'il occupe, à la prodigieuse population qui l'environne; il seroit donc utile d'élever, à peu près dans le même quartier, un hôpital qui pût subvenir aux besoins de cette population. Je crois que l'ancienne abbaye de Saint-Victor, en y réunissant quelques terrains aux environs, conviendroit parfaitement. La facilité d'avoir des eaux d'Arcueil, et de les augmenter un jour si l'on exécute l'ancien projet de M. Perronnet, pour la dérivation de l'Yvette; le voisinage de la rivière, qui permet de faire des aqueducs peu dispendieux et faciles à nétoyer, en raison de leur peu de longueur et de leur pente; la proximité des faubourgs Saint-Jacques, Saint-Marceau, et d'une partie du faubourg Saint-Antoine, dont la communication avec le quai Saint-Bernard est devenue facile par le pont d'Austerlitz, parlent en faveur de cet emplacement. J'ai dit qu'il faudroit y joindre quelques terrains aux environs, la plupart sont occupés par des chantiers de bois à brûler; leur voisinage est mal sain pour des malades; en les achetant, on pourra s'approcher davantage de la rivière, faire des aqueducs moins longs et moins dispendieux, et revendre la portion de l'abbaye qui borde la rue du même nom, et qui, par sa position, est plus chère que l'intérieur; ainsi l'entrée seroit au sud-est sur la rue de Seine; et les rues de Saint-Victor, des Fossés-Saint-Bernard, le quai Saint-Bernard, et une portion de la rue de Seine, seroient bordées de maisons séparées de l'hôpital par une suite de cours, de jardins et de plantations, d'où résulteroit le grand avantage d'éloigner les malades du bruit des rues.

Depuis quelque temps on a transporté au faubourg Saint-Antoine les enfans qui étoient élevés à la maison de la Pitié, et l'on a consacré cet édifice à recevoir trois ou quatre cents malades de l'Hôtel-Dieu, dont il est devenu une succursale. Il me semble que cette succursale, loin d'empêcher d'adopter le terrain de Saint-Victor, dont elle est très-voisine, peut déterminer à le faire choisir. L'intention du Gouvernement est de confier, dans tous les hôpitaux, le soin des malades à une congrégation religieuse de femmes. Il faut une supérieure à cette congrégation, et par conséquent une maison générale où les anciennes puissent venir se reposer de leurs longs et pénibles travaux, où les jeunes fassent leur noviciat. Ce noviciat ne doit pas seulement consister dans la pratique des devoirs de la religion, mais dans l'exercice, d'abord modéré, de ceux attachés à l'état qu'elles veulent embrasser : sous ce double rapport, la Pitié peut servir aux sœurs hospitalières ou de la Charité, en y laissant toujours le même nombre de malades qui y sont actuellement. Les novices, sous les yeux des anciennes, pourroient se former à leur service, et l'hôpital Saint-Victor tireroit un grand avantage de la proximité de cet établissement.

Il est possible aussi que des motifs d'économie déterminent l'administration à conserver, pour quelque temps au moins, une partie des bâtimens de l'Hôtel-Dieu, quoique sa démolition soit presque commandée par les plans d'embellissement de Paris, et le vœu général que tous les quais soient dégagés de maisons; alors la Pitié conservant le même nombre de malades, on auroit moins besoin de bâtimens neufs, et l'hôpital que je propose pour Saint-Victor pourroit être réduit par la suppression de quelques salles, même de la moitié. Ainsi, dans le cas d'une démolition totale de l'Hôtel-Dieu, Saint-Victor et la Pitié peuvent contenir 1850 malades, et la Pitié servir encore de maison générale aux sœurs hospitalières ou de la charité. Dans le cas d'une démolition partielle, on peut bâtir provisoirement Saint-Victor pour 760 malades, ce qui feroit, avec ceux de la Pitié, 1000 ou 1100 malades à retirer de l'Hôtel-Dieu. De toute manière la Pitié ne peut pas être convertie en grand hôpital; ses bâtimens ne sont pas disposés pour cela.

Dans la planche IV, j'ai indiqué les bâtimens en masse; ceux qui s'élèvent jusqu'au premier étage, par une teinte plus forte que ceux qui n'ont qu'un rez-de-chaussée, comme les galeries. La ligne a, a, a, indique où finissent les anciennes dépendances de Saint-Victor; presque tous les terrains compris entre les maisons du quai et celles de la rue Saint-Victor, sont des chantiers. Je n'ai pas voulu dépasser, au nord, les limites de l'abbaye, ce qui fait une irrégularité dans le plan, et comme cela ne permettoit plus de placer la cour et les ateliers des cardeurs, comme je l'ai fait à la planche première, je les ai mis au-dessus de la cour de la buanderie, où le terrain s'élargit, ce qui a fait le bâtiment A. J'ai cru qu'en raison de la situation de l'hôpital, on demanderoit que tous les bâtimens fussent parfaitement isolés des terrains environnans; j'ai donc transporté en C contre le pavillon A, le séchoir que j'ai réuni au fumigeoir, de sorte que, non-seulement les infirmeries sont isolées par l'allée d'enceinte T, mais les départemens le sont aussi par la même allée, les cours B. D, et le jardin des religieuses; mais si l'on ne tenoit pas à se renfermer exactement au nord dans le terrain de l'abbaye, on auroit le plan le plus régulier en achetant le coin de terre B, B, B. Le chantier de bois à brûler seroit derrière le bâtiment des religieuses, si on ne leur donne pas de jardin, ou dans la cour D.

PLANCHE V.

Après avoir indiqué un emplacement sur lequel on pourroit élever un hôpital considérable, j'en ai cherché un autre moins grand, et qui convînt à un hôpital du second ordre, c'est-à-dire de 750 malades à peu près. J'ai cru que les terrains qui sont entre celui de Saint-Louis, la rue de Carême-Prenant, le canal de l'Ourcq, et les maisons qui bordent le faubourg du Temple, seroient propres à cette destination. Presque tous appartiennent aux hospices; on pourroit faire des échanges pour les autres, qui ne seroient pas fort chers, puisqu'il n'y a que très-peu d'habitations, que ce sont des jardins, et que les terrains qu'on pourroit donner en échange, le long du littoral du canal, auroient une plus grande valeur.

M. Tenon (page 357 de ses Mémoires) avoit déjà proposé d'augmenter les salles de Saint-Louis, pour pouvoir y placer 800 fiévreux; et dans le temps qu'il écrivoit il n'étoit pas question du canal de l'Ourcq, qui donneroit à cet emplacement un bien grand avantage.

Ce quartier, voisin des faubourgs Saint-Denis, Saint-Martin, du Temple, et peu éloigné d'une partie du faubourg Saint-Antoine, manque d'hôpital; car il ne faut pas compter celui de Saint-Louis, qui est uniquement consacré aux contagieux.

A. Avant-cour, avec loges de portiers.

B. Corps de bâtiment d'administration, où se fait la réception des malades.

C. Cour de l'hôpital, entourée et coupée en trois par des galeries qui établissent la communication entre les salles et les départemens.

D. Six infirmeries, dont le détail est le même que celui décrit planche III, et pouvant contenir 60 ou 64 lits.

E. Promenoirs de 20 mètres (ou 60 pieds) de large.

F. Allée d'enceinte.

G. Chapelle.

H. Bâtiment des cuisines, magasins, etc.

I. Bâtimens de la pharmacie, de la salle d'opérations, bains, etc. Le premier étage de ces bâtimens est destiné à des logemens.

K. Cour des remises, écuries, ateliers, etc.

L. Entrée par le canal de l'Ourcq. C'est le voisinage de ce canal qui m'a déterminé à faire ce projet, qui se trouve ainsi entre un courant d'eau considérable et l'égoût Turgot.

J'ai pris le moins de terrain que j'ai pu; j'en ai même enlevé un peu à l'hôpital Saint-Louis, pour ne pas trop m'approcher des maisons du faubourg du Temple. Si l'on vouloit donner quelques jardins à cet hôpital, on le pourroit facilement en achetant le jardin M, qui n'a pas une grande valeur, puisqu'il n'y a qu'une chaumière au milieu.

On pourroit économiser sur la construction du plan que je viens d'expliquer, en formant une communication avec l'hôpital Saint-Louis. Il seroit facile, à l'aide de cette communication, de supprimer les bâtimens d'administration, de cuisines et de pharmacie; il ne s'agiroit que de reporter dans le promenoir des femmes R, les cuisines N, et la pharmacie P de l'hôpital Saint-Louis, qui sont près de l'église, et de les réunir aux salles de Saint-Louis par une galerie semblable à celle qui existe, et sert au même usage. Une autre galerie mèneroit à couvert au nouvel hôpital. Les religieuses habiteroient le pavillon de Gabrielle, et seroient à portée des deux hôpitaux; leur logement actuel serviroit à placer des malades. Mais comme ce parti entraîneroit des inconvéniens qu'il est aisé de prévoir, j'ai totalement séparé les deux maisons, en indiquant seulement ici comment on pourroit n'en faire qu'une.

L'hôpital Saint-Louis, un des plus beaux monumens de Paris, bâti sur un plan régulier, n'a aucune avenue; les rues qui y conduisent sont étroites, tortueuses; la principale même a été prise aux dépens de la double enceinte. Cependant il est environné de jardins potagers qui, presque tous, appartiennent aux hospices, et sur lesquels par conséquent on peut tracer de nouvelles rues à peu de frais.

L'ancienne entrée étoit par le pavillon de Gabrielle; depuis on l'a changée et reportée au sud-ouest; je propose de rendre la rue de Carême-Prenant, qui donne vis-à-vis celle des Récolets, à l'hôpital, pour rétablir sa double enceinte; de percer, en face de l'entrée actuelle, une rue qui iroit aboutir en ligne droite aux boulevarts; d'élargir et redresser la rue des Vinaigriers, qui appartient aux hospices; à la rencontre de ces deux rues, de faire une place circulaire, au centre de laquelle aboutiroit la rue de Carême-Prenant, venant du faubourg du Temple, et une nouvelle rue qui viendroit de la rue Grange-aux-Belles, vis-à-vis celle des Récolets, et remplaceroit celle que je rends à l'hôpital. Du centre de cette place, une rue, perpendiculaire au canal de l'Ourcq, conduit au nouvel hôpital.

Parmi tous ces changemens de rues, les uns ne sont que des alignemens qui s'exécutent avec le temps, comme ceux des autres quartiers de Paris, et les autres prennent des terrains de peu de valeur, dont une partie dépend des hospices, comme je l'ai déjà dit.

Me voici arrivé à la fin du travail que j'avois entrepris. J'ai fait tous mes efforts pour résoudre les difficultés que présente l'établissement d'un grand hôpital. La médecine et l'administration ne demandent à l'architecture que de la salubrité, et les moyens d'un service prompt et facile; je desire que, sous ce double rapport, mon plan mérite quelque attention. L'isolement des salles contribue à la salubrité, empêche les maladies d'être confondues; de grandes cours, des promenoirs plantés d'arbres, des fontaines, purifient l'air; à l'intérieur, de grandes croisées multipliées, et des ventilateurs, le renouvellent à volonté. La surveillance est facile; la disposition des latrines, les portes latérales, le corridor extérieur, dérobent à la vue et à l'odorat des malades les objets qu'on ne sauroit trop en écarter; deux vastes égoûts entraînent toutes les immondices; la propreté règne partout. Les départemens d'où l'on doit communiquer promptement avec les salles des malades, sont au centre, les autres aux extrémités; une galerie, qui les réunit tous, rend le service facile.

J'aurois desiré que le grand hôpital qui doit remplacer l'Hôtel-Dieu fût situé au-dessous de Paris, et près de la rivière; mais des motifs que j'ai détaillés m'ont déterminé pour les deux emplacemens que j'ai proposés, et qui paroissent réunir tous les autres avantages.

L'Hôtel-Dieu doit être démoli; c'est le vœu général. Cet hôpital, mal situé, mal disposé, s'oppose d'ailleurs aux vastes projets d'embellissemens que l'Empereur a conçus, et en partie exécutés. J'ai cru qu'il seroit digne d'un règne comme le sien de faire disparoître ce monument qui, sous le rapport de l'art, rappelle des temps de barbarie et d'ignorance, et d'en élever un autre qui pût rivaliser avec les superbes hôpitaux de Milan et de Plymouth. Je ne puis me flatter d'avoir atteint ce but, mais j'espère qu'on reconnoîtra dans mon entreprise les sentimens d'un Français, d'un Artiste qui voudroit, autant que ses moyens le lui permettent, contribuer à la gloire de la France et au bien de l'humanité; trop heureux si les gens instruits disent en voyant ces plans, ce que l'Académie disoit de celui qu'elle proposoit :

« Ce ne sera plus un lieu d'effroi et de douleur; la mortalité « y diminuera, les hommes y seront conservés, et béniront le « Souverain qui leur aura donné cet asile. »

FIN.

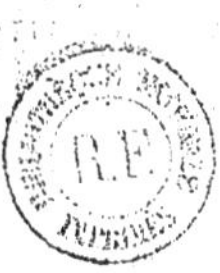

Pl.1.

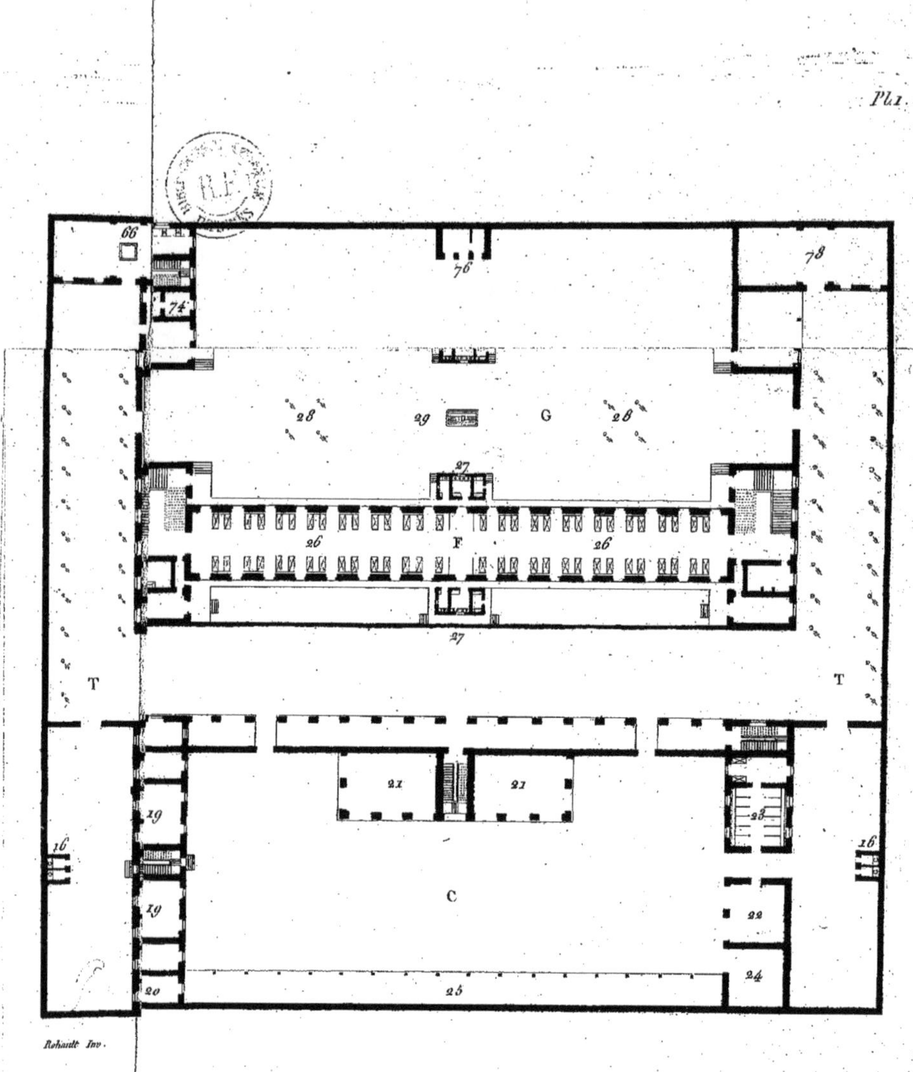

Rohault Inv.

Pl. 1.

HOPITAL POUR 1500 MALADES

Plan du Rez-de-Chaussée.

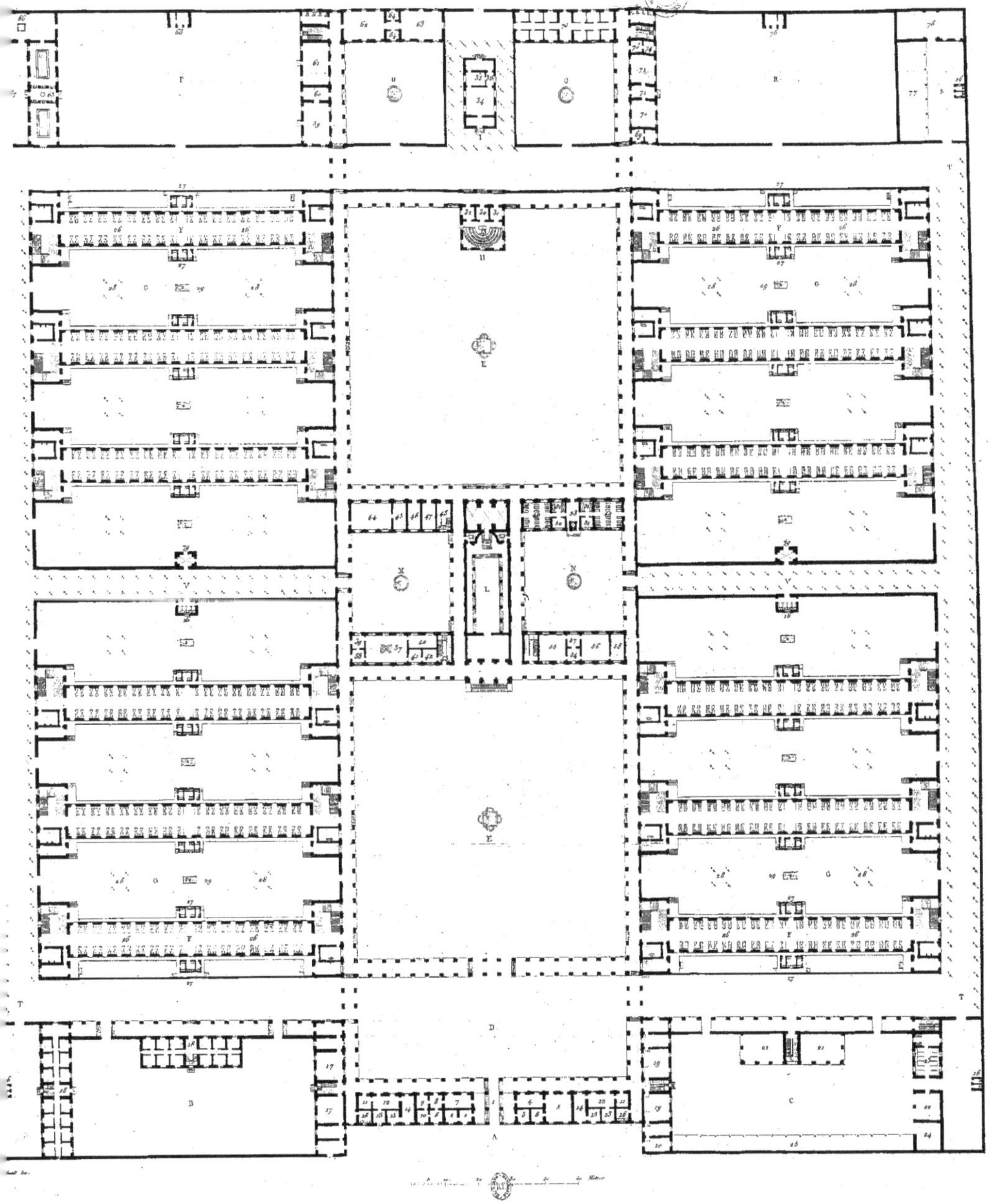

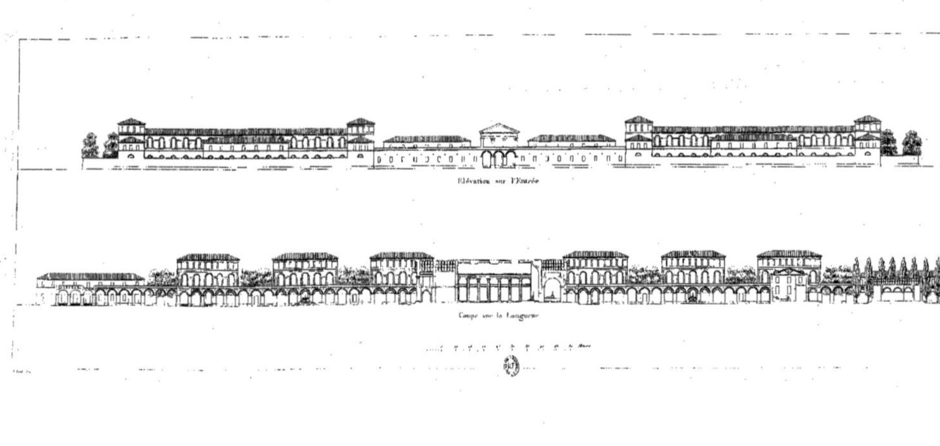
Élévation sur l'Entrée
Coupe sur la Longueur

DÉTAILS D'UNE SALLE DE MALADES

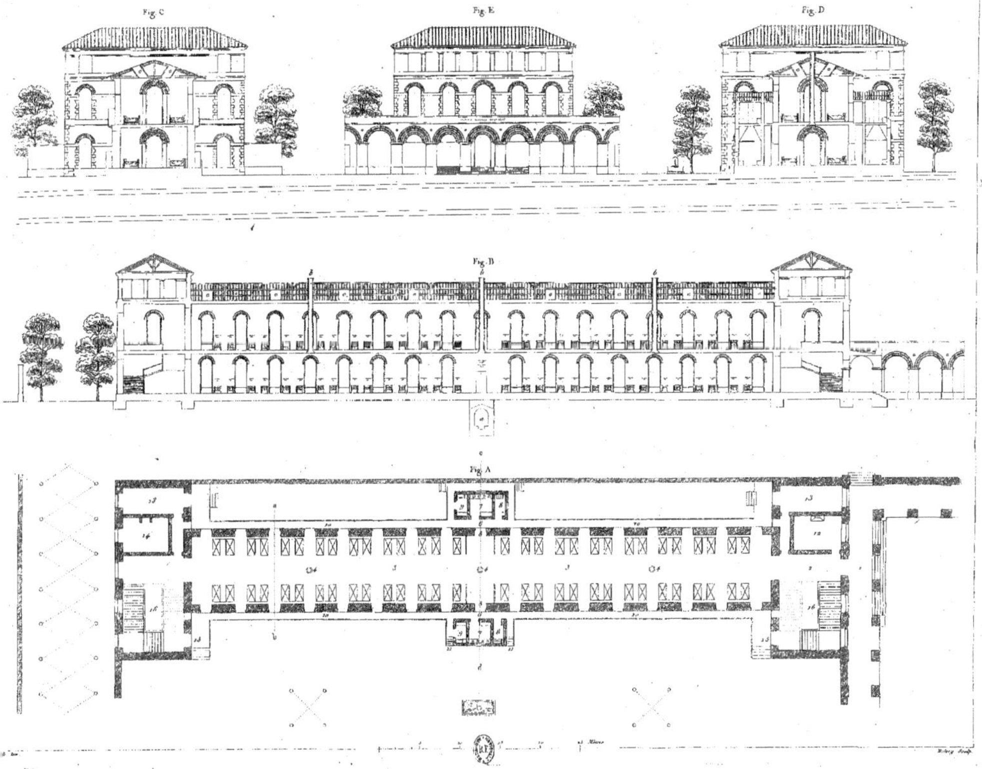

Fig. C

Fig. E

Fig. D

Fig. B

Fig. A

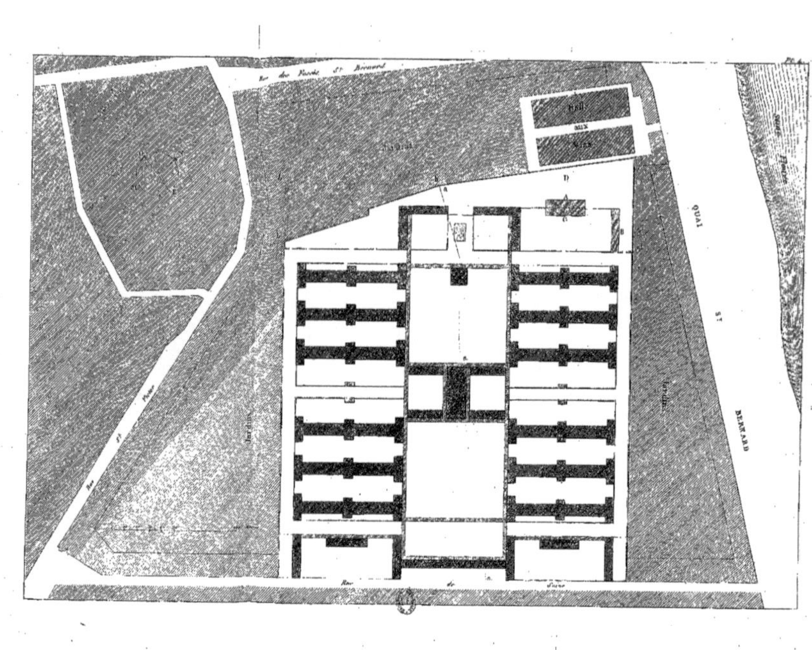
QUAI
ST
BERNARD

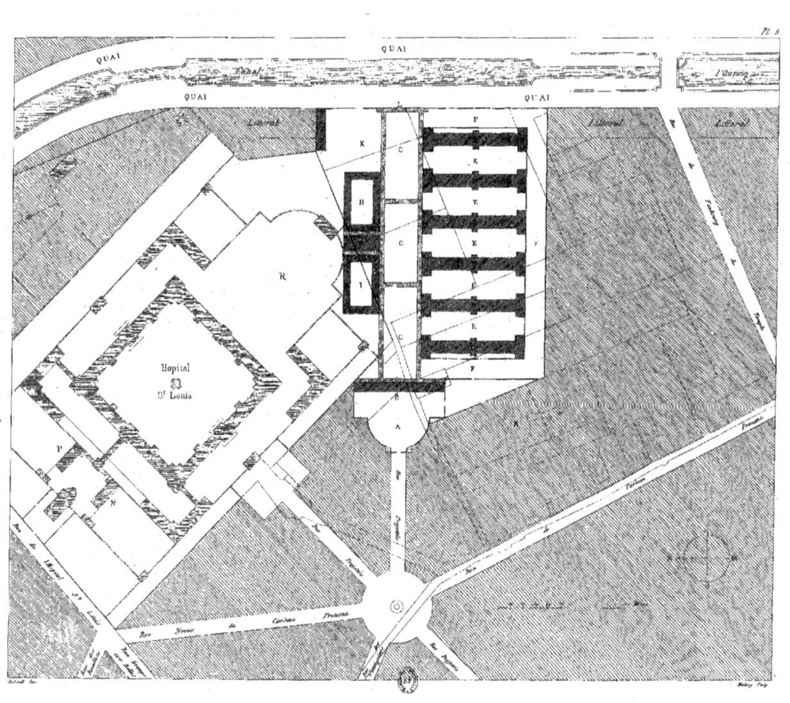
QUAI
QUAI
Canal de l'Ourcq
QUAI
QUAI
Littoral
Littoral
Littoral
Hopital
St Louis

www.ingramcontent.com/pod-product-compliance
Ingram Content Group UK Ltd.
Pitfield, Milton Keynes, MK11 3LW, UK
UKHW020358250726
13967UKWH00005B/2362

9 782012 785847